# Wie schnell man ein 6-Pack

## *Die Nr. 1 Anleitung zum Sixpack zu bekommen*

## *Autor: Arnold Yates*

Beschränkung der Haftung/Disclaimer/Haftungsausschluss: während der Autor habe sich nach besten Kräften bei der Vorbereitung dieses Buches, sie machen keine Zusicherungen oder Garantien in Bezug auf die Richtigkeit oder Vollständigkeit des Inhalts dieses Buches und speziell lehnen jegliche stillschweigenden Garantien der Marktgängigkeit oder Eignung für einen bestimmten Zweck. Die Beratung und Strategien möglicherweise nicht für Ihre Situation geeignet. Sie sollten gegebenenfalls mit einem Fachmann oder einen Arzt konsultieren. Der Autor haftet nicht für finanzielle verloren oder sonstige kommerzielle Schäden, einschließlich aber nicht beschränkt auf speziellen, beiläufigen, Folge- oder sonstige Schäden.

# Wait! Before you continue....
# Would you like to like to have
# access to <u>FREE KINDLE BOOKS?</u>

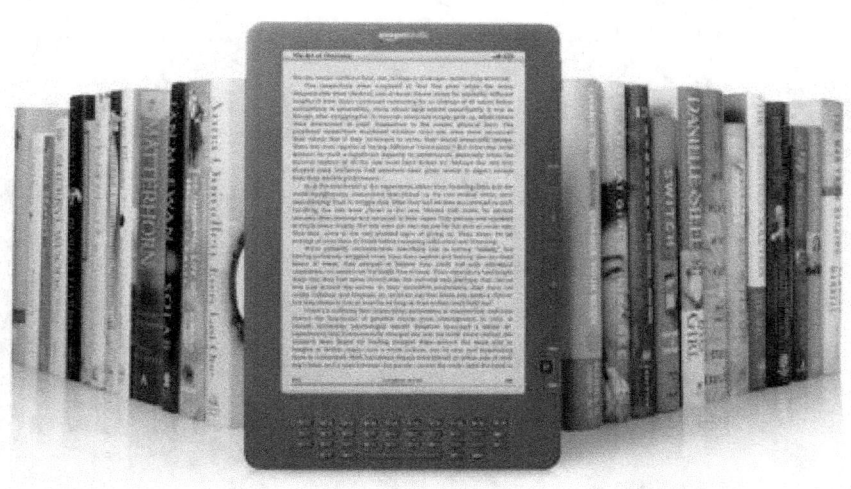

## If you answered **YES** then

## <u>CLICK HERE</u>

## There is a <u>FREE BONUS</u> at the end of the book!

# Inhaltsverzeichnis

# Einführung

Also, Sie haben beschlossen, endlich, dass Fettpölsterchen loswerden und machen diese abs aus seinem Versteck zu kommen. Auch wenn Sie bereits die Fettpölsterchen losgeworden haben, ist Zureden die Bauchmuskeln um sich zeigen keine leichte Aufgabe. Sie können bereits entdeckt haben diese Tatsache aus der nutzlos knirscht, dass du jeden Tag tust.

Alles was Sie brauchen ist die richtige Beratung zu bekommen, um sich in ihrer ganzen Pracht zeigen. Denken Sie nur! Nur, indem ein paar einfache Übung Tipps, können ein leckeres Diät-Plan und die Vermeidung von einige Fehler (die Sie gerade jetzt wahrscheinlich begehen können) Sie einen killer Körper bekommen, dem jemand eifersüchtig wäre.

Sie sehen, es gibt noch mehr zu diesem Regime als nur die richtigen Arten von Lebensmitteln zu essen oder trainieren Ihren Körper zu Staub. Wenn

Sie die genauen Faktoren, die Ihnen enorme Ergebnisse in ein paar Tagen kennen, erhalten Sie überhaupt einen killer Körper in kürzester Zeit. Darüber hinaus müssen Sie sich zwingen, entweder auf eines dieser Regime zu begehen. Sie sind so einfach und so angenehm, dass Sie eigentlich erwarten würden sie jeden Tag zu tun.

Es ist nicht nur Spiel und Spaß aber. Dies bedeutet auch, dass Sie wissen sollten, was Sie vermeiden sollten und der Unterschied zwischen gesunden und SCHEINBAR gesunde Entscheidungen. Sie müssen auch von der Muskulatur, die Sie sich, Ton entscheiden, bewusst sein, sodass Sie einen schmerzhaften Fehler zu machen, während der Ausübung Ihres Bauches.

# 6-Pack 101 – verstehen die Muskeln, aus denen sich die "Pack"

Wussten Sie, dass Sie bereits ein 6-Pack versteckt unter all das Fleisch? Es ist alles dort unter all das Fett Bauch. Neben den offensichtlichen Imagegewinn erhalten Sie, wenn es Ihnen gelingt, sich von allzu Fett befreien können, können Sie auch selbst gespart werden vom Auftraggeber lebensbedrohliche Krankheiten. In der Tat nach dem New England Journal of Medicine verdoppelt Bauchfett tatsächlich das Risiko von hohem Risiko Krankheiten auftreten.

Jedoch bevor Sie ins Fitnessstudio gehen, werfen Sie einen Blick auf die tatsächlichen Muskeln, aus denen sich die berüchtigten 6-Pack:

## Rectus Abdominis

Dies ist vielleicht die Muskeln, der Sie besondere Aufmerksamkeit zu schenken müssen. Es ist ziemlich lang, wie es aus Ihrem Brustkorb bis hin zu deinem Becken erstreckt. Sie verwenden dieses Muskels, wann immer Sie brauchen, um Ihr Becken bis hin zu Ihren Brustkorb oder umgekehrt zu bringen. Plus, obwohl es manchmal als eine 6 oder 8 Pack bezeichnet wird, es ist nur ein Muskel, der über sehnen segmentiert ist (drei davon sind horizontale, während die letzte vertikale) können Sie aufstehen aus liegender Stellung oder leicht auszuüben. Ja, das sind die Muskeln, die meisten Menschen liebevoll nennen die 6-Pack, obwohl diese Struktur auch Folgendes machen:

## Äußeren schrägen Bauchmuskeln

Dieser Muskel ist verantwortlich für die Erleichterung von einer Seite zur anderen Bewegung des menschlichen Körpers. Also, wann immer Sie einen Schläger schwingen, bat oder Punsch etwas (oder jemand), müssen Sie dieses Muskels zu danken. Sie bilden beiderseits der Bauchmuskeln und laufen seitlich aus den Rippen an den Hüftknochen, der Ihnen erlaubt, Ihren Stamm zu drehen. Dieser Muskel fit zu halten, ist der Schlüssel zu einer getönten Körper und festen Mitte.

## Inneren schrägen Bauchmuskeln

Diese Muskeln Ihr Becken ab und gehen bis zum Ende Ihrer Rippen. Direkt unter Ihrem äußeren schrägen Bauchmuskeln liegen sie im rechten Winkel zu ihnen um Ihre Wirbelsäule vor Verletzungen zu schützen. Das heißt, dienen diese als Stoßdämpfer sparen Sie vor Verletzungen, wenn Sie geschehen, zuviel twist oder fallen dabei. Darüber hinaus sind sie auch passieren zu erleichtern die Up und down Bewegung des Zwerchfells, wie Sie atmen. Sie können sich wahrscheinlich vorstellen warum halten dieses Muskels passen lohnen wird.

## Transversale Abdominis

Dies ist der Hauptmuskel, die alle anderen Kräfte. Befindet sich unter Ihrem Rectus Abdominis stabilisiert es den Magen zusammen mit Ihrem Becken und unteren Rücken. Betrachte es als eine natürliche Bleigurt, das sichert Ihre Wirbelsäule und Organe zur gleichen Zeit und liefert Ihr Gleichgewicht des Körpers. Ausübung dieser Muskel ermöglicht es Ihnen, mehr anstrengende Workouts mit Leichtigkeit zu tun und mehr Gewicht zu verlieren, während dieser 6 pack Training.

# Training stipps

Jetzt können Sie nicht erwarten, alles zu verlieren, die Fett und starten auf Zureden diese abs ohne ein richtiges Training Regime. Jedoch wird nicht Sie die häufigsten Fehler, die Menschen glauben, die klein genug sind, aber groß genug, um Ihre Training Regime auf negative Weise beeinflussen zu übersehen. Einige Fehler können Ihre Gesundheit mit dir keines klüger Weg schnitzen! Im folgenden sind einige Tipps, die Ihnen helfen können, dass Eisen-Fokus auf Ihr Ziel 6-Pack halten:

## Unterschied zwischen wirksame und unwirksame Cardio

Viele Fitness-Gurus und Ärzte glauben, dass Menschen mit Herzerkrankungen oder Adipositas leichtes aerobes Training (Cardio genannt) annehmen sollte im Allgemeinen in ihre tägliche Übung Regime. Das Training umfasst mehr als oft kein 30 bis 60 Minuten Cardio für mindestens 3 bis 5 Mal in der

Woche, ihren Herzschlag zu regulieren. Dies ist jedoch nicht "Cardio" überhaupt aber eine langweilig und nutzlos "Übung", die Sie auf lange Sicht überhaupt nicht profitieren wird.

Seht ihr, wie nach den letzten medizinischen Beweise, Cardio-Regime diese einseitig dabei mehr Schaden als nützen wenn sie, bis gehalten werden. Sie müssen im Hinterkopf behalten, die der menschliche Körper besteht, kleine Ausbrüche von Anstrengung zu einem Zeitpunkt nicht Hardcore-Training zu ertragen, die Sie ausgeben, bevor sie irgendwelche guten überhaupt tun zu verlassen! Mit anderen Worten müssen Sie übernehmen eine "Stop-and-Go"-Training-Methode anstelle von einem gleichmäßigen Tempo, die buchstäblich Sie atemlos und nicht in der Lage lässt, für fast den ganzen Tag zu funktionieren. Werfen Sie einen Blick auf das Tierreich. Haben Sie jemals sie sich übermäßig viel, während ihre Beute Jagd ausüben? Sogar der König des Dschungels jagt strukturiert um Energie zu sparen und behalten Stärke es müssen während der Einnahme von unten ein großes Tier. Außerdem müssen Sie die Erholungsphase in Ihrem eigenen Training Regime zu verabschieden, damit Sie erhalten, dass 6 als wenig Zeit wie möglich, in verpacken.

Eine andere Sache, die Sie im Auge zu behalten ist die körperlichen Verfall, die auftreten können, wenn Sie einige davon halten, dass übermäßige Cardio-Training:

➢ Muskelschwund (es ist wahr).
➢ Gemeinsame Aufteilung.
➢ Organschäden, die zu chronischen Erkrankungen führen können.

Wirksam oder eine Variable Cardio-Regime auf der anderen Seite kann viel mehr als Ihre physischen Bild verbessern. Es kann:

✓ Erhöhung der Anti-Oxidantien im Körper.

✓ Verbesserung    Stickoxid-Generation,    die wiederum    das    Herz-Kreislauf-System verbessern kann.

✓ Erhöhung der Stoffwechselrate die Fettabbau erleichtern kann.

Darüber hinaus trainiert zu stetigen Herz Herzen Stress bei einer bestimmten Frequenz zu ertragen, während es reagieren positiv auf jeglicher Art und Menge des Druckes, wodurch es stärker rund um effektives Variable Cardio trainiert. Darüber hinaus macht es robust genug, um fast jede Art von körperlicher Belastung umgehen Sie auf lange Sicht um sich werfen können. Auf diese Weise nicht nur wird es Ihnen gelingen, die Körper Ihrer Träume zu bekommen, aber Sie werden frei von Blutdruck-Probleme und andere körperliche Krankheiten.

# Kinetische Kette Training vs. Isolation Workouts

Viele Menschen neigen dazu zu denken zu viel eher als intelligent, wenn es darum geht auf den Erlass einer Übung Regimes, die funktioniert. Wie bereits erwähnt, die meisten glauben Sie, dass ihre Glieder bis auf die Knochen arbeiten sie, die gewünscht zurückholen können, 6 pack, die viel schneller, wenn das Gegenteil wahr ist. Schlimmer noch, einige glauben, dass einen Muskel zu isolieren, für ein Training in dieser Hinsicht helfen wird. Nichts kann weiter von der Wahrheit entfernt sein. Warum in Gottes Namen wollen Sie das tun? Zu aller erst funktionieren der Körper nicht richtig, wenn Sie diese Methode anwenden. Und zwar deshalb, weil Ihre Muskulatur ein zusammenhängendes System ist, in dem jedes Ligament funktioniert um Unterstützung oder stärken trat zu ihm und umgekehrt. Deshalb körperliche Strapazen, die den gesamten oder einen Großteil der Muskulatur enthalten im Vergleich zu isoliert Trainingseinheiten effektiver sind. Dies ist auch, warum Sie nie erreichen können komplette Muskel Isolierung während des Trainings abs; versuchen, dies zu tun führt nur zu nicht übereinstimmenden Körperteile anstelle einer voll funktionierenden Einheit. Stattdessen sind Sie am ehesten die folgenden Beschwerden leiden, wenn Sie in auf Standardisierung Ihrer Gliedmaßen bestehen:

➤ Gelenk Schmerzen und Beschwerden.

➤ Sehnenscheidenentzündung.

➤ Mehr als normale Körperfett.

Haben Sie jemals Athleten mit unförmigen Körper? Und zwar deshalb, weil ihre Trainer eher ihre offiziellen Lizenzen rip würde, als sie eine Isolierung Training unterziehen zu lassen. Die zerrissenen Körper, die sie sport sprechen für sich. Sie stellen sicher, dass die Athleten unter ihrer Obhut ein mehrgelenkige komplexe Bewegung Regimes annehmen, das Kalorien zu verbrennen und jeder Muskel in ihrem Körper ausüben können.

Nicht nur werden Sie in der Lage, diese 6-Pack abs schnell durch die Annahme einer kinetischen (oder Multi-muskulös) Training Regimes, sondern Sie werden in der Lage, überschüssiges Körperfett schneller zu vergießen, Chancen auf hormonelle Aktivität und erhöhen Ihren Stoffwechsel bei gleichzeitiger.

Das bedeutet jedoch nicht, dass Sie eine konsistente zu Fuß Regime, dass Bauchfett verbrennen annehmen sollte. Schnell (aber kurze) jogging Routinen zusammen mit kleinen Trainingseinheiten dazwischen können Sie fast 250 Kalorien pro Tag und erhalten Sie aufgeladen, wie diese Fette bekommen durch Ihren hart arbeitenden Körper geben Ihnen die Energie zu machen, durch jeden Tag genutzt.

## Fit-Aktion kreativ zu bleiben in der gesamten

Wenn Sie auf frustrierend in Form von fruchtlosen Bemühungen und Fettpölsterchen, die nur weigert Hindernisse werden zu verschwinden wird eine Zeit während Ihrer 6-Pack-Suche kommen. Eine Minute befindest du dich am Anfang der Welt Pumpen Eisen, mildes Herz und andere Übungen mit fantastischen Ergebnissen und dem nächsten finden Sie selbst schwache Knien, atemlos und übermäßig müde, wie die Tage vergehen. Sie können sogar feststellen, dass Sie ein paar Pfunde gewonnen haben, das Sie verloren!

Kein Grund zur Sorge. Dies geschieht, um so ziemlich jeden Neuling Cardio Cruiser. Der Grund für ihr Auftreten ist einfach. Wenn Sie an der gleichen langweiligen Training Tag für Tag statt Einführung ein paar Variablen zu machen, mehr Kreativität und wiederum halten, wirksam, bekommen, dass 6-Pack ein Wunschtraum bleiben.

Aber versuchen Sie nicht, aus der sich kreativ gehen. Sie müssen Ihren Körper daran gewöhnt, ein Set Regime zuerst bevor man kreativ mit ihr machen, sonst beginnen Sie zu früh aufbrechen. Ein guter Weg, dies zu tun ist, nach einem bestimmten Satz und Rep (oder Wiederholung) Regime zusammen mit Pausen dazwischen auszuüben. Wenn zum Beispiel Sie derzeit mit Hanteln trainieren, können Sie das Training in Gruppen von 5 Übungen mit 8 Wiederholungen für jede zusammen mit einer Minute Pause unterteilen. Wiederholen Sie diesen Zyklus für 6 bis 8 Wochen, um Ihren Körper verwendet, um solche Anstrengung und machen es fit genug, um mehr besteuern Training vor der Einführung von Änderungen, es zu ertragen. Wenn Sie zu früh den Regimewechsel, riskieren Sie es festfressen oder vorzeitig ermüden. Anregend für einen bestimmten Zeitraum hinweg können Ihre Muskeln zu gewöhnen, eine bestimmte Menge von Stress auf die lange Reise in Richtung der begehrten

6-Pack zu stärken. Auf diese Weise wird Ihr Körper haben auch etwas zu seinen Fortschritt zu verankern, so dass es nicht auf Sie aufgeben wie Sie ernster Übungen beginnen.

Nach etwa 6 bis 8 Wochen finden Sie sich selbst in der Lage, das Training zu ertragen, das schien so ermüdend, als Sie auf es anfing. Jedoch Ihren Fortschritt wird zu diesem Zeitpunkt auch ein bisschen verlangsamen und die ist auch Ihr Körper sagt Ihnen, dass es einer Änderung bedarf.

Spice up das Training nach dieser Zeit können Sie die Art des Trainings ändern, was, die du tust. Zum Beispiel können Sie ändern Ihre Hantel Wiederholungen mit maschinelle Gewichtheben, schwerere Gewichte zu übernehmen oder ändern Sie das Tempo Ihres Trainings durch:

✓ Führen Sie 6 Sätze zusammen mit 6 Wiederholungen und ein Laufband laufen für 3 Minuten zwischen jedem Satz.

- ✓ Gewichtheben am meisten bekommst du (keine Notwendigkeit, sich zu verletzen, indem man mehr) führen Sie 8 Sätze mit 1 Rep für 30 Sekunden.
- ✓ Verwenden zwei Kurzhanteln und 1 Set bestehend aus 50 Wiederholungen.
- ✓ Versuchen ein Ganzkörper-Workout wie Langhantel Pressen oder Hantel Kniebeugen für eine halbe Stunde oder 20 Minuten am Stück.
- ✓ Um wirklich das Blut in Wallung, tun ein Ganzkörper-Workout wie Klimmzüge, Liegestütze, Klimmzüge, Ausfallschritte, Treppen, Seilspringen etc. ausgeführt.
- ✓ Wenn Sie wirklich abenteuerlich und körperlich Fit sind, dann können Sie probieren ein Dutzend verschiedene Übungen ohne Pause überhaupt.
- ✓ Halten Ihren Körper Alert "verwechseln" durch Beschleunigung Ihrer üblichen Training Regime

eines Tages und deutlich die nächste Verlangsamung. Auf diese Weise Ihren Körper wächst nicht locker mit Wiederholung.

Seien Sie kreativ und tun, was kommt in den Sinn, Ihr Training-Methode zu ändern. Sie werden auf jeden Fall Ergebnisse auf diese Weise und Spaß dabei zu haben

## Bleiben Sie konsequent und kreativ zugleich

Die oben genannten Regelung klingt vielleicht schwierig am Anfang, aber sobald Sie kommen in die Routine der Dinge, Sie werde Knirschen, heben, sprinten und anderen abs Gebäude Übungen wie ein Profi in kürzester Zeit! Jedoch bekommen Sie nicht zu kreativ mit Ihrem Regime. Sie werden am Ende ganz über dem Platz und können sogar aus Ihren Training-Fluss zu werfen, wenn Sie das tun.

Der beste Weg, um eine einfache und entspannende Training Regime zu gewährleisten und so konsistent wie möglich zu bleiben, ohne Verzicht auf die Variablen ist in Form von Übung Variablen zu einen bestimmten Zyklus zu behalten, aber innerhalb eines bestimmten Zeitraums (z.B. 4 bis 8 Wochen, da Ihr Körper beginnt Verlangsamung nach diesem Intervall) zu verbessern. Spielen Sie mit der Reihenfolge der Übungen, die Anzahl und Häufigkeit der Sätze und Wiederholungen, Arten von Übungen, Anzahl der Trainingsmethoden, Intervalle zwischen den Ruhezeiten, Geschwindigkeit von jeder Satz usw.

## Wie perfekt durchtrainierte erreichen

Jeder weiß im Grunde, dass Kniebeugen und Kreuzheben die beliebtesten harten Körper-Übungen draußen sind. Und zwar deshalb, weil mit ihren Streitkräften kombiniert sie Muskelaufbau und Fettabbau aufgrund der großen Anzahl von Muskeln benötigt, um sie durchführen erleichtern. Darüber hinaus fördern sie auch Ausscheidungen Hormon im Körper (wie das Wachstumshormon, Testosteron etc.). Es wurde auch festgestellt, dass Kniebeugen zum Oberkörper Entwicklung zusammen mit dem unteren Teil beitragen, auch wenn sie nicht in der Regel die oberen Muskeln nutzen. Dies ist auch, warum diese beiden gelten als ein komplettes Workout Regime ideal für sportliche und regelmäßige Übungen und perfekte Alternativen zu langweiligen Cardio-Regime.

**Wie Kniebeugen zu tun**

✓ Hocken sich gerade genug, um die Oberschenkel parallel zum Boden machen (es wird nicht funktionieren, wenn Sie zu betrügen, da die Muskeln nicht das Gefühl, jede Anstrengung überhaupt). Kniebeuge, soweit Sie einige Beschwerden in den Oberschenkeln spüren und jeden Muskel in ihnen spüren können. Damit stärken wir Ihre Beine und zurück.

- ✓ Dieses Recht zu tun, halten Ihr Gesäß, gerade zurück und versuchen nicht, Ihre Knie hinter den Zehen zu verlängern.
- ✓ Die besten Kniebeugen sind diejenigen, die Rückseite nicht Bogen darf. Dies leicht tun, stellen Sie sicher, Ihr Kopf liegt, wie Sie sich bücken und Ihr Bauch während des Trainings fest ist. Dieses hilft auch, dass Sie Ihre Bauchmuskeln straffen.
- ✓ Achten Sie darauf, Ihre Füße weit auseinander und die Zehen sind etwas verlängert.

Eine der Möglichkeiten, wie, die Sie sicherstellen können, dass du tust Kniebeugen richtig, ist, von einem Stuhl aufzustehen. Zunächst besorgen Sie sich einen Stuhl, setzen Sie sich drauf und dann versuchen Sie, aufzustehen, ohne mit dem Gesäß heraus und mit geradem Rücken nach vorne lehnen. Wenn Sie nicht nach vorne beugen, um aufstehen müssen, bedeutet, dass Sie korrekte Kniebeugen machen.

Master die Kniebeuge dadurch 3 Sätze mit 12 Wiederholungen so lange wie es dauert, bis Sie aufstehen ohne nach vorne lehnen. Sobald Sie das erreicht haben, versuchen Sie etwas an Gewicht zu dieses Training trainieren Sie auf einem squat Rack. Legen Sie die Leiste unterhalb Schulterhöhe und Sicherheits-Bars so niedrig wie es dauert, bis die Bar mit Ihrer Schulter unterstützen Sie. Nun gehen Sie wir unter der Bar und mit den Handflächen nach vorne greifen sie mit einem breiten Griff. Wenn das Gewicht macht Ihre Schultern, unangenehm eine Bar pad auf sie und legen Sie das Gewicht auf dem oberen Teil des Rückens.

Die richtige Position wäre:

- ✓ Gerade nach hinten.
- ✓ Hohe Ellenbogen.
- ✓ Engen abs.
- ✓ Brust heraus und up.

Kniebeugen können erfolgen mit einer Reihe von kostenlosen gewichteten Verbrauchsartikel wie z.B. Hanteln, Hanteln, Wasserkocher Glocken, Sandsäcke etc.. Allerdings gibt es einige Trainer, die glauben, dass Kniebeugen mit einer Maschine Niederlagen der Sinn und Zweck der Übung. Wenn Sie damit einverstanden sind, können dann Sie trainieren, mit hinteren Kniebeugen, bei denen das Gewicht auf den Trapezius Muskeln befindet sich in den oberen Rücken aufliegt. Anderen Kniebeugen kann, die man versuchen, sind die Gemeinkosten und Frontkniebeuge, die eine Langhantel platziert vor dem Kopf und in einem Snatch Griff über den Kopf bzw. zu integrieren.

Jedoch können Ihnen helfen diese hochwirksame Variable mit allen drei Kniebeugen während Ihrer Sätze und Wiederholungen Training ausüben.

**Gewusst wie: Front Squats tun**

Dies ist eine beliebte Übung, da es die Bauchmuskeln wachsen stabil im Vergleich zu Rücken Kniebeugen erlaubt. Dies strafft den unteren Körper, aber sie können auch Ihr Kerngeschäft stärken und verhindern, dass Sie auf deinen Hintern fallen, während du die Kniebeugen tust.

Sie haben auch Schwierigkeiten platzieren, dass Bar auf Ihren Schultern. Sie können es auf zwei Arten tun. Bei der ersten Methode Sie Schritt unter dem Balken und überqueren Sie die Arme während des Einsetzens der Bar auf dem Platz geschaffen durch den Muskel in der Nähe der Knochen in der Schulter. Stellen Sie sicher, dass Ihre Ellbogen hoch und entspricht dem Boden sind.

Um sicherzustellen, dass die Bar nicht Weg rutscht, verwenden Sie Ihre Daumen drücken auf die Bar zu unterstützen. Sie können auch halten es mit der Handfläche von Ihrer Hand mit dem Balken ruht auf Ihren Schultern, unterstützt von den Fingern. Ihre Ellbogen und Oberarme sollten hoch und parallel zum Boden während beide dieser Übungen bleiben. Sie werden das Gewicht, die möglicherweise auf die Füße fallen sonst riskieren.

Zunächst die Hocke sitzen mit dem Gewicht auf den Fersen, anstatt den Kugeln der Füße so fokussiert, dass Ihre Knie nicht das Gefühl, der Hauptlast der Truppe und ihre Gelenke zu stärken.

Um sicherzustellen, dass Sie frei von Verletzungen bleiben und zu gewöhnen, die Übung Kniebeugen Praxis Front unter Verwendung nur der Bar oder ein geringeres Gewicht. Ihre Bauchmuskeln erhalten eine gründlichere Training mit dieser Übung im Vergleich zu Rücken Kniebeugen.

# Hantel-Übungen für einen zerrissenen Körper

Vor vielen Jahren begann Sporttrainer und Klimaanlage Trainer Trainingsmethoden zu suchen, die ihre Athleten Ton könnte ohne sie verbringen zu viel Zeit, Arbeit zu zwingen. Das ist, wenn sie kam mit der "komplexen" Routine die nutzt eine Hantel oder eine Reihe von Hanteln, mit denen ein Athlet eine Reihe von unterschiedlichen Übungen in einer Gruppe durchführen. Das heißt, erkannten sie, dass die Erhöhung der Gewichte pro Übungen erhöht Chancen auf eine ausgezeichnete und sehr effektives Workout innerhalb kurzer Zeit.

Macht sie 'Komplex' und sehr anstrengend ist jedoch der Mangel an Pausen dazwischen. Sobald Sie eine Übung fertig sind, würden Sie für den nächsten ohne Pause Aufzucht. Sie müssen Ihre eigenen Grenzen kennen, bevor Sie versuchen diese Sequenz, wenn Sie nicht, sich zu verletzen möchten.

Ihr könnt nicht das gleiche Training Tag für Tag tun zu halten, wenn Sie schnelle Ergebnisse wollen. Aufpeppen, stellen Sie diese "komplexe" in Ihrem Regime. Diese unterscheiden sich von den standard Sätze und Wiederholungen, da statt einer Wiederholung dieser Sequenz, eine Wiederholung von jedem Training in einem Satz eine nach der anderen machen eine variablere durchführen. Das heißt, Sie werden die Durchführung verschiedener Übungen nacheinander um Ihre Langeweile zu lindern und arbeiten jeden Muskel in Ihrem Körper in vollen Zügen.

Deshalb das Zirkeltraining sehr unterschiedlich ist. Nicht nur macht es Ihre Muskulatur selbst in vollen Zügen ausüben, aber es also in einer sehr kurzen Zeitspanne. Mach dich bereit, deinen Atem zu fangen, wie Sie diese Sequenz nach der Durchführung es zweimal oder dreimal hintereinander und fühlen den angenehm kribbelt coursing nach oben und unten Ihren Körper, wie Sie zu beenden (das ist ein Zeichen für ein gutes Training übrigens).

So kann Zusammenfassend lässt sich sagen, eine komplexe Gewicht-Training:

- ✓ Verbessern Sie Ihre Herzfrequenz und Kapazität.
- ✓ Ihre Muskeln stärken.
- ✓ große Mengen an Kalorien zu verbrennen.
- ✓ Speichern riesige Mengen an Zeit (noch 5 Runden nur 10 oder 15 Minuten in Anspruch nehmen).

View books from

# ARNOLD YATES

**1-Bodybuilding: How to Easily Build Muscles and Keep Mass Permanently:10X your Results and Build the Physique That You Want.**

**2-Calisthenics: Complete Guide for Bodyweight Exercise, Build your Dream Body in 30 Minutes**

**3- Atkins Diet- Lose weight and feel great with tips and recipes.**

**4- High blood pressure solutions: 40- super foods that will naturally lower your blood pressure**

# BOOKS

<u>Ketogenic Diet: Cookbook with recipes for fat burn and permanent weight loss</u>

<u>Meditation for beginners ( available in different languages)</u>

<u>Beginners guide to essential oils ( Available in different languages)</u>

<u>Extreme Belly fat loss (available in different languages)</u>

<u>Reverse diabetes (available in different languages)</u>

<u>Author: alexander Grey</u>

<u>Author: Arnold yates</u>

<u>Dr Mike Drew</u>

Just to say "Thank You" for buying this book.

I want to give you " 6 **Principles to 6 pack abs"** valued at ~~$19.99.~~

<u>YOURS FOR FREE</u>

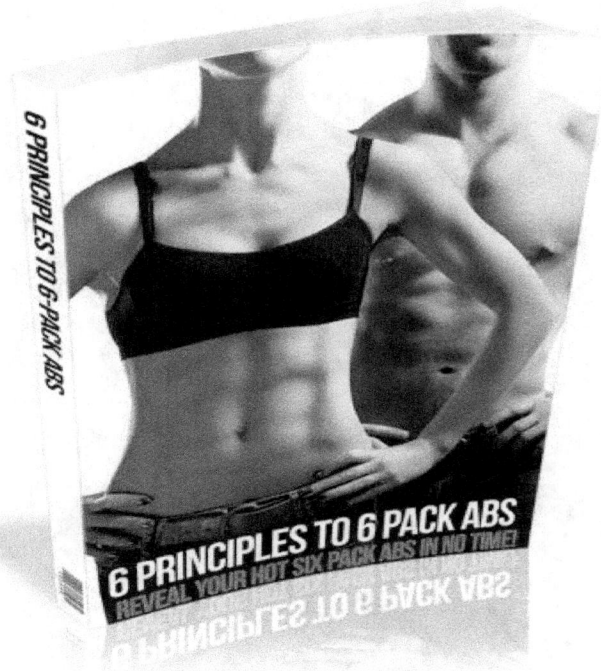

<u>**CLICK HERE**</u>